カーボカウントの手びき

「糖尿病食事療法のための食品交換表」準拠

日本糖尿病学会 編・著

文光堂

食品交換表編集委員会・カーボカウント小委員会（50音順）

石田　均（委員長）	佐野喜子	中塔辰明	横山宏樹
●	幣　憲一郎	原島伸一	●
雨宮　伸	島田　朗	藤本浩毅	荒木栄一　　（担当理事）
井上達秀	高橋和眞	本田佳子	宇都宮一典（担当理事）
絵本正憲	篁　俊成	丸山千寿子	綿田裕孝　　（担当理事）
川村智行	竹田晴生	南　昌江	
黒田暁生	長井直子	森　保道	

食品交換表編集委員・カーボカウント小委員・担当理事の利益相反に関して

　日本糖尿病学会「食品交換表」編集委員会・カーボカウント小委員会では，委員・担当理事と糖尿病および関連疾患に関与する企業との間の経済的関係につき，以下の基準について各委員・担当理事より過去3年間の利益相反状況の申告を得た．

1. 企業や営利を目的とした団体の役員，顧問職の有無と報酬額（1つの企業・団体からの報酬額が年間100万円以上）
2. 株の保有と，その株式から得られる利益（最近1年間の本株式による利益）（1つの企業の1年間の利益が100万円以上，あるいは当該株式の5％以上保有する場合）
3. 企業や営利を目的とした団体から特許権使用料として支払われた報酬（1つの特許使用料が年間100万円以上）
4. 企業や営利を目的とした団体より，会議の出席（発表，助言など）に対し，研究者を拘束した時間・労力に対して支払われた日当，講演料などの報酬（1つの企業・団体からの講演料が年間合計50万円以上）
5. 企業や営利を目的とした団体がパンフレットなどの執筆に対して支払った原稿料（1つの企業・団体からの原稿料が年間合計50万円以上）
6. 企業や営利を目的とした団体が提供する研究費（1つの医学研究（治験，共同研究，受託研究など）に対して支払われた総額が年間500万円以上）
7. 企業や営利を目的とした団体が提供する奨学（奨励）寄附金（1つの企業・団体から，申告者個人または申告者が所属する講座・分野または研究室に支払われた総額が年間100万円以上）
8. 企業などが提供する寄附講座に申告者らが所属している場合
9. その他の報酬（研究とは直接に関係しない旅行，贈答品など）（1つの企業・団体から受けた報酬が年間5万円以上）

　委員・担当理事はすべて，「カーボカウントの手びき『糖尿病食事療法のための食品交換表』準拠」の内容に関して，糖尿病および関連疾患の医療・医学の専門家あるいは専門医として，科学的および医学的公正さと妥当性を担保し，対象となる疾患の診療レベルの向上，対象患者の健康寿命の延伸・QOLの向上を旨として編集作業を行った．利益相反の扱いに関しては，日本糖尿病学会の「利益相反（COI）に関する指針」に従った．
　申告された企業名は下記の通りである（対象期間は2014年1月1日〜2016年12月31日まで）．企業名は2017年3月現在の名称とした（50音順）．なお，中立の立場にある出版社や団体は含まない．

記

1：なし
2：なし
3：なし
4：アスタリール株式会社，アステラス製薬株式会社，アストラゼネカ株式会社，MSD株式会社，小野薬品工業株式会社，株式会社三和化学研究所，キッセイ薬品工業株式会社，協和発酵キリン株式会社，興和創薬株式会社，サノフィ株式会社，塩野義製薬株式会社，第一三共株式会社，大正富山医薬品株式会社，大日本住友製薬株式会社，武田薬品工業株式会社，田辺三菱製薬株式会社，日本イーライリリー株式会社，日本ベーリンガーインゲルハイム株式会社，日本メドトロニック株式会社，ノバルティス ファーマ株式会社，ノボ ノルディスク ファーマ株式会社，富士フイルムファーマ株式会社
5：なし
6：興和株式会社，田辺三菱製薬株式会社，日本イーライリリー株式会社，ノバルティス ファーマ株式会社
7：アステラス製薬株式会社，アストラゼネカ株式会社，エーザイ株式会社，MSD株式会社，小野薬品工業株式会社，株式会社クリニコ，株式会社三和化学研究所，株式会社ビービーラボラトリーズ，株式会社ベネフィットワン・ヘルスケア，キッセイ薬品工業株式会社，協和発酵キリン株式会社，興和創薬株式会社，サノフィ株式会社，塩野義製薬株式会社，ジョンソン・エンド・ジョンソン株式会社，第一三共株式会社，大正富山医薬品株式会社，大日本住友製薬株式会社，武田薬品工業株式会社，田辺三菱製薬株式会社，テルモ株式会社，日東紡績株式会社，日本イーライリリー株式会社，日本ベーリンガーインゲルハイム株式会社，ノバルティス ファーマ株式会社，ノボ ノルディスク ファーマ株式会社，ファイザー株式会社，持田製薬株式会社
8：MSD株式会社，小野薬品工業株式会社，興和株式会社，武田薬品工業株式会社，田辺三菱製薬株式会社，日本ベーリンガーインゲルハイム株式会社
9：なし

序

　糖尿病において良好な血糖コントロールを保ち，さまざまな合併症を防ぐために，その食事療法は必ず行うべき基本の治療です．日本糖尿病学会食品交換表編集委員会では，食事療法のためのテキストである「食品交換表」第7版ならびにその「活用編」第2版への改訂を受けて，新たに患者用として，「カーボカウントの手びき―『糖尿病食事療法のための食品交換表』準拠―」，ならびに指導者用として，「医療者のためのカーボカウント指導テキスト―『糖尿病食事療法のための食品交換表』準拠―」の2冊を発行するはこびになりました．

　エネルギー量の適正化と栄養素のバランスを基軸としている糖尿病の食事療法のこのカーボカウントとは，食事に含まれている糖質（炭水化物の大部分を占めます）の量を把握して食事療法に役立てる方法です．これがカーボカウントの第一歩となる「基礎カーボカウント」の考え方に相当します．さらにインスリン療法中の1型糖尿病や一部の2型糖尿病の場合には，糖質摂取量に合わせてインスリンの単位数を調整することが容易になり，これがその第二歩目となる「応用カーボカウント」に相当します．

　カーボカウントの考え方，なかでも「応用カーボカウント」と糖質制限とがしばしば混同されることがありますが，カーボカウントは食事に含まれる炭水化物や糖質の量を計算して食後血糖をコントロールする方法であり，糖質の制限を目的としたものではないことから，これらの両者の間には明確な違いがあります．

　本書「カーボカウントの手びき―『糖尿病食事療法のための食品交換表』準拠―」では，「食品交換表」やその「活用編」のみによる食事療法では，必ずしも厳密とは言えなかった「糖質摂取量を把握する方法とそれを用いた血糖管理の方法」をわかりやすく解説しています．また「食品交換表」やその「活用編」に基づく食事療法では，同時に食事に含まれるたんぱく質や脂質の摂取量についても，適正な配分量が保証されています．本書を並行して利用することで，「正しいカーボカウントへの道」が切り開かれるものと期待されます．そして医師や管理栄養士など糖尿病治療に関わるすべての医療スタッフの指導のもと，食事療法を的確に継続し，糖尿病治療の成果を着実に得ていただくことを心から願っています．

　平成29年3月

日本糖尿病学会食品交換表編集委員会

目次

I. カーボカウントの基本 … 1

1. はじめに … 2
2. カーボカウントとは何か … 2
3. カーボカウントの種類と位置づけ … 4

II. 基礎カーボカウント … 7

1 基礎カウントとは … 8

1. 基礎カーボカウントとは … 8
2. 基礎カーボカウントの原則（基本） … 8
3. 基礎カーボカウントが適する人 … 8

2 基礎カーボカウントの進め方 … 9

1. 食後血糖は，エネルギー栄養素のうち糖質によって最も影響を受けることを知る … 9
2. 糖質が含まれる食品を知る … 10
3. 食品や料理に含まれる糖質量の計算方法を知る … 11
4. 1日の指示エネルギー量から1日に摂取する糖質量が決められることを知る … 14
5. 朝食，昼食，夕食の3食と間食を食べる時刻を決める … 15
6. 朝食，昼食，夕食の3食と間食で摂取する糖質量を決める … 16
7. 主食，主菜，副菜をそろえてバランスよく食べる … 17
8. よく食べる主食（ごはん，パン，めんなど）に含まれる糖質量を計算する … 17
9. 副食に含まれる糖質量を計算する … 18
10. カーボカウントを練習する … 19

3 基礎カーボカウントを成功させるコツ … 22

1. 外食時に気を付けたいこと … 22
2. 中食（弁当）の取り扱い … 22
3. 菓子類・し好飲料の取り扱い … 23
4. アルコール飲料の取り扱い … 23
5. 基礎カーボカウントを成功させるためのチェック … 24

目次

III. 応用カーボカウント　27

1　応用カーボカウントとは　28

1　応用カーボカウントとは？　28
2　基礎インスリンと追加インスリンについて　28
3　追加インスリンの種類と特性　29
4　2つの追加インスリン　31

2　応用カーボカウントの実際　36

1　食事前の追加インスリン量の計算　36
2　糖質/インスリン比（糖質用）とインスリン効果値（補正用）の1日の設定　37
3　糖質以外の栄養素の影響　37
4　応用カーボカウントを用いたさまざまな具体例　39
5　おわりに　42

文　献　43

索　引　44

「食品交換表」・「食品交換表 活用編」・「糖尿病腎症の食品交換表」・「カーボカウントの手びき（「糖尿病食事療法のための食品交換表」準拠）」・「医療者のためのカーボカウント指導テキスト（「糖尿病食事療法のための食品交換表」準拠）」の著作権保護のお願い

「食品交換表」等が作られた経緯

わが国では昭和35年前後から，各地で関心のある先生方が，それぞれ独自の食品交換表を作り，発表されていました．しかし各地で別々の食品交換表が用いられることにより，将来，わが国の食事療法が大変混乱するおそれがあると憂慮され，全国的に統一した食品交換表の作成が強く望まれるようになりました．

そこで昭和38年の日本糖尿病学会年次学術集会において，全国的に統一した食品交換表を作成することが申し合わされ，「食品交換表作成委員会」が結成され，昭和40年9月に日本糖尿病学会編「糖尿病治療のための食品交換表」の初版が上梓されました．また，引き続き設置された「食品交換表編集委員会」において，内容の見直しと改訂を行ってきました．

さらに平成14年には「食品交換表第6版」を発行し，平成16年にはその「CD-ROM版」，平成19年には「食品交換表 活用編」を発行し，平成25年に「食品交換表第7版」の発行となったものです．他方，本学会は，平成10年には「糖尿病性腎症の食品交換表」を発行し平成28年には第3版を発行し，今般「カーボカウントの手びき（「糖尿病食事療法のための食品交換表」準拠）」・「医療者のためのカーボカウント指導テキスト（「糖尿病食事療法のための食品交換表」準拠）」を発行いたしました．

無断転載事件と引用許可審査

初版発行以来「食品交換表」は，糖尿病患者さんの食事療法のテキストとして広く普及してまいりましたが，その反面，多数の書籍に引用されるようになり，中には誤った引用や「食品交換表」の代替物をねらったものも混じるようになりました．昭和53年には，「食品交換表 第3版」を全面転載した書籍が無断で出版され，本学会は裁判所から仮処分決定を得て，この書籍の差し押さえを行いました．

本学会はこの事件をきっかけとして，「引用許可基準」を設定し，食品交換表編集委員会が，これに基づいて適正な引用であるかどうか引用許可審査を行い，本学会がその後発行した上記本学会の出版物に関しても引用許可審査を行い今日に至っています．

なお，平成17年に「食品交換表」に対する著作権侵害事件が発生し，平成18年本学会がこれに提訴し被告である医学書関連の出版社との間で平成20年に以下の条項の裁判上の和解が成立しています[※]．
- 被告は「食品交換表」掲載の各表が，著作権法上保護される編集著作物であることを認める．
- 被告は「食品交換表」を引用する書籍を出版する場合は，原告（本学会）の定める引用に関する基準を尊重することを確認する．

（[※]糖尿病 52（3）：260-265，2009）

本学会から会員各位および読者の皆様へのお願い

発行から長い年月が経つうちに，このような経緯をご存じない会員も増えているように思われます．そこで，会員各位および読者の皆様に，以下の2点を改めてお願い申し上げます．

> 1）「食品交換表」・「食品交換表 活用編」・「糖尿病腎症の食品交換表」・「カーボカウントの手びき（「糖尿病食事療法のための食品交換表」準拠）」・「医療者のためのカーボカウント指導テキスト（「糖尿病食事療法のための食品交換表」準拠）」の著作権（編集著作権も含む）は本学会が所有しており，引用・転載などを行う場合には必ず，本学会の許諾を得ていただきたいこと．
> 2）許諾を得る場合には，本学会事務局（TEL：03-3815-4364）宛に引用許可申請書をお送りいただきたいこと．

会員各位および読者の皆様には，引用許可審査の趣旨をご理解のうえ，「食品交換表」・「食品交換表 活用編」・「糖尿病腎症の食品交換表」・「カーボカウントの手びき（「糖尿病食事療法のための食品交換表」準拠）」・「医療者のためのカーボカウント指導テキスト（「糖尿病食事療法のための食品交換表」準拠）」の著作権保護に一層のご協力を賜りたく，よろしくお願い申し上げます．

平成29年3月　　　　　　　　　　　　　　　　　　　　　　　日本糖尿病学会食品交換表編集委員会

I カーボカウントの基本

1 はじめに

　糖尿病の食事療法のなかで,「糖尿病食事療法のための食品交換表」[1]（以下,「食品交換表」）による指導は適切なエネルギー量を栄養素のバランスよく,そして規則正しく摂取することを大切な目標としています．そして糖尿病での代謝異常を是正して,血糖,血圧,脂質を良好な状態に保ち,網膜症,腎症,末梢神経障害,そして動脈硬化に基づく合併症の発症や進行を防ぎます．

　日本人は自然豊かな国土のなかで,自らの身体に合った食文化を長年にわたり作り出してきました．主食と副食から形成される日本食（和食）は,食材が豊富でかつ調理法も多彩なものです．和食がユネスコ無形文化遺産になった所以です．「食品交換表」を用いた食事療法は,これらの主食（表1）と副食（表3 を主とする主菜,表6 を主とする副菜）をバランスよく摂取するうえで,たいへん優れているものです．また,「食品交換表」は洋食や中華料理にも対応が可能であり,さまざまな食品を同時に広く摂取することができます．

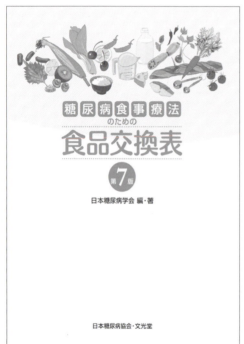

糖尿病食事療法のための食品交換表　第7版
（平成25年発行）

2 カーボカウントとは何か

　それではこれから説明する「カーボカウント」とは,一体どのようなものなのでしょうか．本書で使用する「カーボ」は糖質と定義されます．したがって,「カーボカウント」は「糖質カウント」と同じ意味です．炭水化物から食物繊維を除いた部分が糖質です（図Ⅰ-1）．

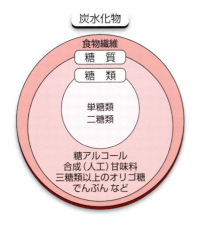

図Ⅰ-1 ◆ 炭水化物の分類
カーボカウントでは糖類に含まれる単糖類，二糖類や三糖類以上のオリゴ糖やでんぷんなどを計量します．果糖，ガラクトースは血糖値に反映されませんが，カーボカウントでは計量します．

　糖質は，たんぱく質や脂質とならぶエネルギー源となる主要な栄養素の一つです．糖質は，食事のなかで占める割合が高く，また消化・吸収が速いことから，他の栄養素であるたんぱく質や脂質と比べ，食後の血糖値（血液中のブドウ糖の濃度）に大きな影響を及ぼすことが知られています．しかも健康な人に比べて糖尿病患者さんの多くがこの糖質の影響をさらに強く受けやすいのです．したがって，食事のなかに含まれている糖質の量を知ることができれば，食後の血糖値上昇の度合いを推定することが可能となります．

　「カーボカウント」とは，食事に含まれている糖質の量（グラム数）を知り，糖尿病の食事療法に役立てる方法のことをいいます．

　「食品交換表」では，炭水化物のエネルギー比率が記載されていますが，全エネルギー量に占める食物繊維相当量は約5％とわずかですので，「カーボカウント」の実際上，炭水化物量を糖質量と換算しても大きな問題はありません．

　この方法は外食や，スーパーなどで中食（なかしょく）を購入する際にも応用することができます．また低血糖予防にも応用が可能です（後に述べる「Ⅱ．基礎カーボカウント」に相当します）．さらにインスリン治療を行っている場合には，食前に用いるインスリンの単位数をあらかじめ調整することも容易になります（後に述べる「Ⅲ．応用カーボカウント」に相当します）．そして「カーボカウント」の利点として，食事の際の自由度や満足度が増して，さらに血糖値の管理が容易になることが期待されています．また食後の高血糖を適正に管理することにより将来，発症や進行のリスクが高い血管障害に基づく合併症を抑制する可能性があります．

　そこで本書では，これまでの「食品交換表」のみによる食事療法の指導では，必ずしも厳密ではなかった「糖質摂取量のコントロール法とそれを用いた血糖管理方法」を，わかりやすく説明することとしました．

メモ　中食（なかしょく）とは

　家庭外で調理された食品（例：スーパーやコンビニエンスストアなどの弁当・惣菜，冷凍食品，出前，宅配ピザなど）を購買して持ち帰り，家庭で食べることです．

3 カーボカウントの種類と位置づけ

「カーボカウント」は，以下に述べる「基礎カーボカウント」と「応用カーボカウント」の2つに大きく分けられます．ただし導入に際して最も注意すべきことは，これらの方法を正しく用いるために，まず前提として「食品交換表」に基づいた栄養指導を受けることにより，食事のなかに含まれる適切なエネルギー量と栄養素のバランスをきちんと理解して実践できるということです．また，必ず「基礎カーボカウント」を十分に習得したうえで，最終的に「応用カーボカウント」へと進むことになります．くり返しになりますが，前段階の「食品交換表」や「基礎カーボカウント」のステップを踏まないままに，すぐに「応用カーボカウント」へと進むことはしないようにお願いします．

1 基礎カーボカウント

基礎カーボカウントでは，食品とそのなかに含まれる栄養素や食後の血糖値の関係を学びます．そして許容範囲内の量で，食事中の糖質量を栄養素の配分から把握し，糖質を規則正しく摂取するトレーニングを行います．1日に摂取する糖質量を適正なエネルギー量に応じて3食にほぼ均等に配分し，規則的な食事間隔でとることによって，毎食後の血糖値が安定し，血糖コントロールが良好になります．また，糖尿病治療薬（経口血糖降下薬やインスリン製剤など）や身体活動度が血糖値に及ぼす影響についても学びます．

糖質はエネルギー源となる主要な栄養素の一つです．長期的な安全性が疑問視されているため，極端な糖質制限は勧められません．

2 応用カーボカウント

強化インスリン療法中の患者さんが適応となります．基礎カーボカウントを十分に習得したうえで，食品中の糖質量と速効型・超速効型インスリン投与量をマッチさせることを学びます．そして糖質量に応じてインスリン量を調整できるようにトレーニングを行います．

「食品交換表」による食事療法から「カーボカウント」導入までの概念図を図Ⅰ-2に示します．

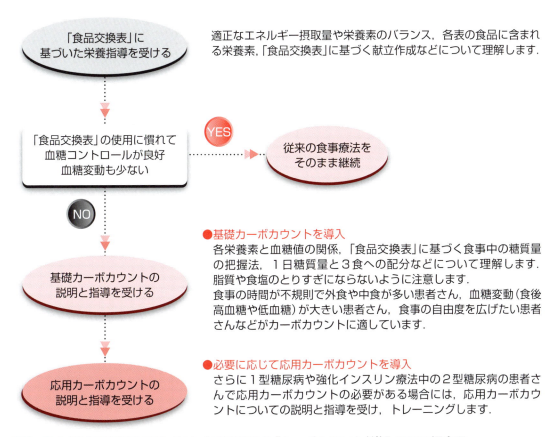

図Ⅰ-2 ❖「食品交換表」に基づいた食事療法から「カーボカウント」導入までの概念図

　日本糖尿病学会「食品交換表」編集委員会では，度重なる詳細な協議のうえで，「カーボカウント」の考え方を糖尿病の食事療法のなかに取り入れるツールとして，新たに本書を編集しました．

　食事療法の指導を受けるにあたり，従来の「食品交換表」に並行して，本書を学習し，活用することで，正しい「カーボカウント」への道が切り開かれます（図Ⅰ-3）．そして最後にとくに強調したいことは，「カーボカウント」を正しく実践するために，皆さんが自ら考え，そして常に学習を続けていくということです．最終的な目標は，自分自身に一番ふさわしい「カーボカウント」の方法を正しく身につけて，適正な血糖管理が行えるようになることです．

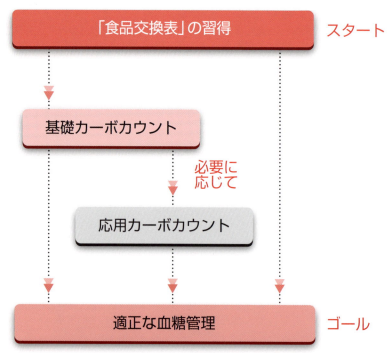

図Ⅰ-3 ❖ 糖尿病食事療法における基礎，応用カーボカウントの位置づけ

II 基礎カーボカウント

1. 基礎カーボカウントとは

2. 基礎カーボカウントの進め方

3. 基礎カーボカウントを成功させるコツ

1 基礎カーボカウントとは

1　基礎カーボカウントとは

　血糖コントロールのための食事療法を行う糖尿病患者さんに役立ちます．
　指示されたエネルギー量と糖質量を，朝食，昼食，夕食の3食と，必要に応じて間食にバランスよく配分し，それぞれの食事を毎日，ほぼ同じ時間に，ほぼ同じ量の糖質で食べることを基本とします．

2　基礎カーボカウントの原則（基本）

　1）指示エネルギー量に応じて1日に摂取する糖質量を，バランスよく配分する．
　2）3食と間食を食べる時刻を決める．

3　基礎カーボカウントが適する人

　下記のいずれかの項目があてはまる人は基礎カーボカウントが適しています．基礎カーボカウントを学ぶことで血糖コントロールの改善が期待できます．

　□「食品交換表」を用いた食事療法を行っているが，血糖コントロールが改善しない．
　□ 予期しない高血糖あるいは低血糖が生じる．
　□ 食事療法＝エネルギー制限と考えている．
　□ 甘いものが好きで多めにとってしまう．
　□ 3食の食事量の差が大きい．
　□ 日によって1日の食事量（全体量）が大きく違う．
　□ 食事療法をストレスと感じている．

2 基礎カーボカウントの進め方

1 食後血糖は，エネルギー栄養素のうち糖質によって最も影響を受けることを知る

　私たちは食事を通じて，エネルギーのもととなる「炭水化物（糖質＋食物繊維）」（メモ参照），「たんぱく質」，「脂質」を摂取しています．このうち食後の血糖値に最も影響を与えるのは，「糖質」です（3頁参照）．とくに食直後の血糖値は食事に含まれる糖質の量に強く影響を受け，摂取量が増えるに従って上昇します[2]．

　とくに，糖尿病の患者さんは，インスリンの働きが低下しているので，食事で必要以上に糖質を摂取すると，摂取したブドウ糖がうまく利用されないために，食後の血糖値が高くなります[3]（図Ⅱ-1）．これを防ぐためには，糖質を1回にまとめてとらないで，朝食，昼食，夕食の3食に均等に配分することが推奨されます．

　血糖コントロールを円滑に進めていくためには，毎食摂取する糖質量を自分の適正量に調整することが重要となります．

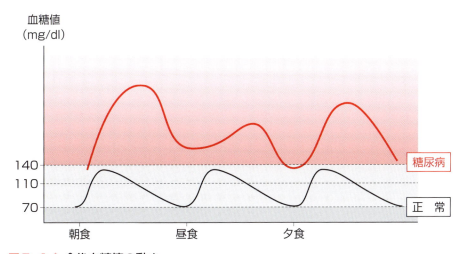

図Ⅱ-1 ❖ 食後血糖値の動き

メモ カーボカウントにおける炭水化物

　炭水化物は，「糖質」と「食物繊維」で構成されています（3頁の図Ⅰ-1参照）．糖質は食後の速やかな血糖上昇につながり，とりすぎると高血糖を引き起こしますが，食物繊維は血糖値を上昇させません．そのためカーボカウントでは通常，糖質量（炭水化物－食物繊維）gを計算しますが，実際には炭水化物量≒糖質量とみなし，炭水化物量をおよその糖質量として見積もる場合もあります．

2 糖質が含まれる食品を知る

1 糖質を多く含む食品（表Ⅱ-1）

　糖質を多く含む食品は，穀物，いも，炭水化物の多い野菜と種実，豆（大豆を除く），くだもの，牛乳と乳製品（チーズを除く），甘味類（砂糖・はちみつなど），菓子類，アルコール飲料，し好飲料などです．もちろん，これらを材料とした料理や加工食品にも含まれます．「食品交換表」にあてはめると，表1，表2，表4，調味料 に分類されている食品に相当します．また，野菜のなかには比較的多く糖質を含むものがあり，少量ならば 表6 として扱いますが，食べる量が多いときは 表1 として扱います．

表Ⅱ-1 ❖「食品交換表」の糖質を多く含む食品群

食品交換表	表1	●穀物 ●いも ●炭水化物の多い野菜と種実* ●豆（大豆を除く）
	表2	●くだもの
	表4	●牛乳と乳製品（チーズを除く）
	調味料	●みそ，みりん，砂糖など
し好食品	アルコール飲料	糖質を含む醸造酒，糖添加酒
	し好飲料	砂糖・ブドウ糖を多く含む飲料
	菓子類	糖質量は，個々の製品によって差が大きいので，交換表に掲載されている数値は参考値とする．

*炭水化物の多い野菜と種実：少量ならば 表6 として扱うが，食べる量が多いときは 表1 として扱う．

2▶ 糖質を含まないか少量含む食品（表Ⅱ-2）

たんぱく質源（魚介，大豆とその製品，卵，チーズ，肉）である 表3 と，油脂，脂質の多い種実，多脂性食品の 表5 の食品は，糖質を含まないか，含んでいても少量です．表6 の食品（野菜（炭水化物の多い一部の野菜を除く），海藻，きのこ，こんにゃく）には，糖質を多く含む野菜（かぼちゃ，れんこんなど）があり注意が必要ですが，それ以外の野菜は糖質をほとんど含みません．むしろ食物繊維が多いので，血糖の上昇を抑える働きがあります．

表Ⅱ-2 ❖ 「食品交換表」の糖質を含まないか少量含む食品

食品交換表	表3	●魚介 ●大豆とその製品 ●卵，チーズ ●肉
	表5	●油脂 ●脂質の多い種実 ●多脂性食品
	表6	●野菜（炭水化物の多い一部の野菜を除く） ●海藻 ●きのこ ●こんにゃく

3 食品や料理に含まれる糖質量の計算方法を知る

1食に含まれる糖質量は，食品や料理の糖質量を見積もることで，把握することができます．

1，2 にその計算方法を紹介します．

1▶「食品交換表」を活用する計算方法（表Ⅱ-3）

「食品交換表」の食品分類表に掲載されている「1単位（80キロカロリー）あたりの栄養素の平均含有量」（「食品交換表」第7版の13頁参照）を活用した簡便な計算方法です．

【考え方】

表1 〜 調味料 の各々の炭水化物の平均含有量（g）（表Ⅱ-3）を用いて表ごとの炭水化物量を算出し，それを合算することで1食分の糖質量を求める方法（表Ⅱ-4）です．炭水化物の平均含有量（g）を用いるので，糖質量ではなく①食物繊維を含む炭水化物量である点や②多くの食品の炭水化物含有量の平均値を用いているため，誤差が大きくなる点に注意が必要です．一方で「食品交換表」に沿って食事をとっている場合には，エネルギー摂取量と炭水化物量が同時に計算できることが利点です．

表Ⅱ-3 ❖ 各表における1単位あたりの平均炭水化物量(g)と単位配分

	表1	表2	表3	表4	表5	表6	調味料
1単位あたりの平均炭水化物量(g)	18	19	1	7	0	14	12

朝食 1日20単位（1600キロカロリー／炭水化物55％）の献立例

	表1	表2	表3	表4	表5	表6	調味料	合計
朝食の単位	3	0.5	1	-	0.3	0.3	0.4	5.5

● 麦ごはん　● 納豆のオクラ和え　● きんぴらごぼう　● みそ汁
● バレンシアオレンジ

献立例：「食品交換表」
第7版モデル献立朝食
(22頁)

表Ⅱ-4 ❖ 各表における1単位あたりの平均炭水化物量(g)からの糖質量(g)の計算例

	表1	表2	表3	表4	表5	表6	調味料	合計
1単位あたり平均炭水化物量(g)	18	19	1	7	0	14	12	-
(例)朝食の単位	3	0.5	1	-	0.3	0.3	0.4	5.5
炭水化物量(g)	18×3 =54	19×0.5 =9.5	1×1 =1	-	0×0.3 =0	14×0.3 =4.2	12×0.4 =4.8	73.5g

▶ **食事に含まれる糖質(≒炭水化物)摂取量(g)の計算例**

　各表の1単位当たりの平均炭水化物量(g)×各表の摂取単位数
＝ 表1 (糖質量≒炭水化物量)＋…＋ 表6 (糖質量≒炭水化物量)＋ 調味料 (糖質量≒炭水化物量)
＝ (18×3)＋(19×0.5)＋(1×1)＋(7×0)＋(0×0.3)＋(14×0.3)＋(12×0.4)
　　表1　　　　表2　　　　表3　　　表4　　　表5　　　　表6　　　　調味料
＝**73.5(g)**

▶食事に含まれるエネルギー量の計算例
摂取エネルギー量（キロカロリー）＝各表の合計単位（5.5単位）×80（キロカロリー）
　　　　　　　　　　　　　　　＝**440**（キロカロリー）

2 「栄養表示」を参考にする

市販されている加工食品や調理済み食品を利用する場合は，外装に表示されている栄養表示〈エネルギー・たんぱく質・脂質・炭水化物・食塩（ナトリウム）〉を参考にします．ただし，表示形式は下記①～④のように統一されていません．

【炭水化物量・糖質量の表示形式】
① 「炭水化物」が表示されているもの
② 「炭水化物」と「食物繊維」が表示されているもの
③ 「糖質」と「食物繊維」が表示されているもの
④ 「炭水化物」，「糖質」，「食物繊維」が表示されているもの

基礎カーボカウントでは，糖質量≒炭水化物量（9頁のメモ参照）としているので，①，③の場合はそれぞれ表示されている数値を用います．②の場合は，多量に摂取する以外は，炭水化物または炭水化物－食物繊維＝糖質のどちらの数値を用いても構いません．

また，強調表示として，たんぱく質や食物繊維などについて「高」や「含有」などを表示する場合や，エネルギーや脂質などについて「無」や「低」などを表示する場合があります．しかし，「低糖質」と表示されていても，実際に食べる量で換算すると1食あたりの糖質量が無視できないほど多くなる場合があるので，注意が必要です．

食事療法用の食品や宅配食等は，栄養指針（厚労省医薬食品局）に掲げられている栄養基準に基づいていますが，一般の加工食品や調理済み食品などは，脂質や食塩（ナトリウム）の摂取過多につながる問題がありますので，積極的に利用することはお勧めできません．

◆市販弁当の場合（炭水化物量・糖質量の表示形式②の場合）

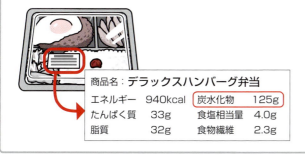

市販の弁当は高たんぱく，高脂質の場合が多く，食後に血糖値が上昇するよりも，次の食事の前に血糖値が遅れて上昇する可能性があります[4]．一方で，減量を目的にサラダしか摂取しない場合では，たんぱく質や脂質が不足します．

糖質量は（125－2.3）＝122.7gです．

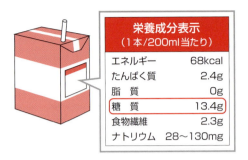

◆飲み物の場合（炭水化物量・糖質量の表示形式③の場合）

③「糖質」と「食物繊維」が表示されている例です．

糖質量は 13.4g です．

4　1日の指示エネルギー量から1日に摂取する糖質量が決められることを知る

　1日の摂取エネルギーやエネルギーの摂取比率は，主治医が患者さんの病態や食習慣などを考慮して，指示します．糖代謝のみならず，たんぱく質や脂質の代謝を考慮したエネルギー比[5]は，

炭水化物	：	たんぱく質	：	脂　質
＝50～60％	：	20％まで	：	炭水化物，たんぱく質を差し引いた残り

とされています．以上のことから，1日に摂取する糖質量は下記の計算で求めることができます．

▶ 1日に摂取する糖質量（g）：炭水化物エネルギー比で計算する場合
　　＝1日の指示エネルギー量（キロカロリー）×炭水化物 50～60（％）÷4（キロカロリー/g）＊
　　＝1日の指示エネルギー量（キロカロリー）×（0.5～0.6）÷4（キロカロリー/g）＊
　　　　　＊炭水化物のエネルギー換算係数は 1g あたり 4 キロカロリーとみなす．

▶【計算例：指示エネルギー1600キロカロリー・炭水化物エネルギー比55％の場合】
　・炭水化物で摂取するエネルギー量（キロカロリー）は
　　→ 1600（キロカロリー）×55（％）＝880（キロカロリー）
　・1日に摂取する糖質量（g）は，
　　→ 880（キロカロリー）÷4（キロカロリー/g）
　　→ 220 g

算出された糖質量は，炭水化物エネルギー比で算出されているので，**糖質量（g）≒炭水化物（g）** とみなした数値になります．基礎カーボカウントでは，糖質量は詳細にこだわらずに見積もるのがコツ（19頁メモ，20頁コラム参照）としていますので，支障はありません．

> **炭水化物エネルギー比と糖質エネルギー比**
>
> 炭水化物のエネルギー量は，糖質と食物繊維を含めた重量に対して得られます．食物繊維はエネルギーをほとんど生じませんが，1日に20～25g摂取することが望ましく（「食品交換表」第7版8頁），これを炭水化物量としてエネルギー換算すると80～100キロカロリーとなります。1日の指示エネルギー量に占める食物繊維相当量は、約5％とわずかです[6]．そのため，1日の指示エネルギー量をバランスよく摂取するための糖質エネルギー比は，炭水化物エネルギー比（50～60％）から5％を差し引いた量（45～55％）に相当すると考えます．

1日に摂取する糖質量（g）を詳細に求めたい場合には，糖質エネルギー比で計算します．

> ▶1日に摂取する糖質量（g）：糖質エネルギー比で計算する場合
> ＝1日の指示エネルギー量（キロカロリー）× 糖質45～55（％） ÷4（キロカロリー/g）＊
> ＝1日の指示エネルギー量（キロカロリー）× （0.45～0.55） ÷4（キロカロリー/g）＊
> 　　　　　　　＊糖質のエネルギー換算係数は1gあたり4キロカロリーとみなす．

5　朝食，昼食，夕食の3食と間食を食べる時刻を決める

学校や仕事などを含めた日常生活のなかで，朝食，昼食，夕食の3食（と間食）を規則的に食べる習慣をつけるようにします．朝食，昼食，夕食の3食をなるべく均等な食事間隔で食べることが望ましいですが，患者さんそれぞれの生活状況から，朝食が遅く，昼食と夕食の間隔が長くなるような場合は間食を入れるなど，時刻設定の工夫をします．どうしても，学校や仕事の都合で食事の調整ができない状況が続く場合には，食事記録に記載して，管理栄養士に相談しましょう．

6 朝食，昼食，夕食の3食と間食で摂取する糖質量を決める

　毎日ほぼ同じ時刻に一定の糖質量（同じ量の糖質）の食事をすることで，ほぼ同じ時間内に同じ程度だけ血糖値が上昇します．つまり，食べる条件（①食事をする時刻，②摂取する糖質量）を一定にすると，食後の血糖コントロールの精度をより高めることができます．そのためには，あらかじめ各食事で摂取する糖質量の目安を決めておくことが必要です．

　例えば朝食が午前6時，昼食が午前12時，夕食が午後6時というようにほぼ同じ間隔であれば，3度の食事に摂取する糖質量（g）をほぼ均等に配分します．

◆「食品交換表」第7版（28～33頁）には，1日15・18・20・23単位の60・55・50％炭水化物エネルギー比別の配分例が掲載されていますので，参考にしましょう．

【間食のとりかた】

　間食をとらない場合と，とる場合では，1食でとる糖質量が違ってきます．夕食をとる時間がどうしても遅くなり，夕食から就寝時間までが短い場合には，3食でとる糖質量を少なめとし，その調整分を間食に充てます．「食品交換表」第7版の間食のモデル献立（25頁：1日20単位（1600キロカロリー・炭水化物55％））では，りんご（表2：くだもの0.5単位）

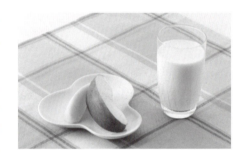

と牛乳（表4 牛乳と乳製品1.5単位）で2単位をとっています．「食品交換表」第7版（28～33頁）の「1日の指示単位（指示エネルギー量）の配分例」の各表の 表2 （くだもの）と 表4 （牛乳と乳製品）を参照してみましょう．それぞれ，炭水化物エネルギー比（60，55，50％）と指示エネルギー（15・18・20・23単位）の組み合わせにかかわらず，常に1単位と1.5単位の同じ配分になっています．そのため，間食にはくだものと乳製品の2単位分を割りあてると，3食の糖質量にも影響が少なく，食事配分に無理がおよばず簡易に調整をすることができます．下記に，1回の食事で摂取する糖質の目安量について1）間食をとらない場合，2）間食をとる場合に分けて算出法を記載しましたので，参考にしてください．

---

1) **間食をとらない場合**：1回の食事で摂取する糖質量が多くならないよう，ほぼ均等に配分する．

　1食に摂取する糖質の目安量（g）＝1日に摂取する糖質量（g）÷3

---

2) **間食をとる場合**：間食で摂取する糖質量を差し引き，残量をほぼ均等に配分する．

　1食に摂取する糖質の目安量（g）＝（1日に摂取する糖質量（g）
　　　　　　　　　　　　　　　　　－間食に摂取する糖質量（g））÷3

7 主食，主菜，副菜をそろえてバランスよく食べる

　基礎カーボカウントでは，朝食，昼食，夕食のそれぞれの食事で，主食，副食（主菜と副菜からなる）をとりあわせて食べることを基本としています（図Ⅱ-2）．それは，糖質だけでなく身体に必要なさまざまな栄養素をバランスよく摂取することにつながります．一方で「食品交換表」を用いた食事療法は，和食の主食（表1）と副食（表3 を主とする主菜，表6 を主とする副菜）をバランスよく摂取するうえで，たいへん優れています．そのうえで，主食，主菜，副菜に含まれる糖質量を計算します．

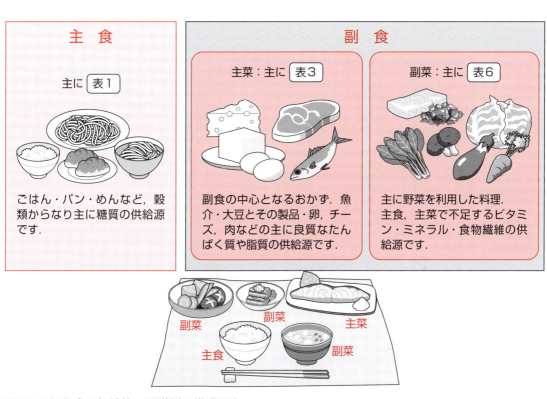

図Ⅱ-2 ❖ 和食の伝統的な配膳例と構成要素

8 よく食べる主食（ごはん，パン，めんなど）に含まれる糖質量を計算する

　糖質の主な栄養学的役割は，ブドウ糖のみをエネルギー源として利用する組織（脳，神経組織，赤血球，腎尿細管，精巣，酸素不足の骨格筋など）にブドウ糖を供給することです．

　栄養素バランスに配慮した食事を摂取すると，糖質は「食品交換表」の 表1 の食品からおよそ7～8割を摂取することになります．表1 の食品は，糖質のなかでも多糖類のでんぷんを多く含み，単糖類（ブドウ糖や果糖）や二糖類（砂糖）などに比べて食後の血糖上昇がゆるやかです．これを「主食」として，ごはん，パン，めんなどで食べることにより，身体に必要な

表Ⅱ-5 ❖ 主食重量から糖質量を見積もる方法

主食	ごはん	パン	ゆでめん
目安	重量の40%	重量の50%	重量の20%
主食重量	白飯120g （茶碗小1杯）	食パン60g （6枚切1枚）	ゆでうどん240g （1玉）
糖質量	120×0.4=**48**g	60×0.5=**30**g	240×0.2=**48**g

ブドウ糖を充足します．しかし，「主食」を多量に摂取すると食後の異常な血糖上昇を招いてしまいます．

　対策として，日頃よく食べる主食の，1食あたりの糖質量を把握しておくと食事計画が立てやすくなります．カーボカウントに慣れるまでは，主食として食べる食品の種類と量を毎食同じに保つと，食事ごとの血糖コントロールが容易になります．また，日本人が主食として摂取することの多いごはん，パン，めんのそれぞれの重量の約40％，50％，20％が糖質量であるという報告[7]がありますので，これを用いると誤差はあるものの該当する糖質量を把握することができます（表Ⅱ-5の計算例を参照）．カーボカウントを習慣化することで，主食を多様な種類の食品に対応できるようになります．

◆留意点

　主食として食べる食品の1人前とされる量は食品により差があります．また，指示エネルギー量が多い患者さんほど 表1 の指示量が多くなります．そのため，カーボカウントを 3-1 (11頁)のように「食品交換表」の1単位あたりの平均炭水化物量（g）で行う場合には（表Ⅱ-4の計算例を参照），平均炭水化物量と糖質量との差が大きくなる食品もあります．

9　副食に含まれる糖質量を計算する

　8 では， 表1 の「主食」に含まれる糖質量がわかりました．次に，「副食」（主菜・副菜）に含まれる糖質量を算出します（表Ⅱ-6）．

　表Ⅱ-6は「食品交換表」第7版の1日15・18・20・23単位（炭水化物エネルギー比55％）の単位配分例から，副食の糖質量を計算しています．主食を 表1 で摂取（6・8・9・11単位）し，副食を 表2・表3・表4・表5・表6・調味料 で摂取すると，どの指示単位配分例においても，副食の糖質量（≒炭水化物量）の合計は約60gとなります．それを3食均等に分けて食べると仮定すると1食あたりの炭水化物量は約20gと算出されます[8]．つまり，栄養素バランスのよい単位配分をした糖尿病食の場合，副食中の糖質量（≒炭水化物量）は1食あたりおよそ20gと見積もることができます．ちなみに，副食用の特別用途食品として販売されている「糖尿病食」はエネルギー量および栄養素バランスを考慮したものですが，「糖尿病食」の商品約100食を調べると，1食あたりの平均糖質量も約20gでした．これらのことから，「食品交換表」に沿って単位配分をした糖尿病食や栄養素バランスの

Ⅱ．基礎カーボカウント　19

表Ⅱ-6 ❖ 炭水化物エネルギー比 55％の単位配分例の場合の糖質量（≒炭水化物量）

	主食	副食					
	表1	表2	表3	表4	表5	表6	調味料
1単位あたりの平均炭水化物量（g）	18	19	1	7	0	14	12
各表の単位数　合計15単位の場合	6	1	3.5	1.5	1	1.2	0.8
各表の単位数　合計18単位の場合	8	1	4.5	1.5	1	1.2	0.8
各表の単位数　合計20単位の場合	9	1	5	1.5	1.5	1.2	0.8
各表の単位数　合計23単位の場合	11	1	6	1.5	1.5	1.2	0.8

表1 以外の糖質量（≒炭水化物量）＝ 19 ＋（3.5～6）＋ 10.5 ＋ 0 ＋ 16.8 ＋ 9.6
＝ 59.4～61.9g
≒ **60g**

よいおかず（主菜，副菜）で構成された副食では，糖質量を 20g と見積もることができます．

ただし，単品のメニュー（どんぶりもの，めん類など）には該当しません．なお，外食や中食などで食材の使用量が把握できない場合は，栄養表示の利用や，インターネット情報，書籍などを参考にして調べます．

10　カーボカウントを練習する

　上記の計算方法が確認できたら，モデル献立や「糖尿病食事療法のための食品交換表　活用編　献立例とその実践」（以下，「食品交換表活用編」）第2版[9]で紹介されている食事例を用いて糖質量の計算を練習します．「食品交換表活用編」第2版には，15，18，20，23，25単位，炭水化物量 60，55，50％の朝食・昼食・夕食・間食の献立と共に栄養量が掲載されているので見積もりの精度を確認することができます．

　並行して実際の食事でもチャレンジしてください．基礎カーボカウントは，詳細にこだわらず糖質量を見積もるのがコツです．ただし，最初は，記録する習慣をつけるようにし，管理栄養士に確認してもらうとよいでしょう．

> **メモ　糖質量は詳細にこだわらずに見積もるのがコツ**
>
> 　糖質量の計算には誤差があり，糖質摂取量と食後血糖値の相関もそれほど高いものではありません．また，食後血糖は脂質が多いと糖質による血糖上昇が抑制される人もいれば増強される人もいることが近年報告されています[10]．このように食後血糖値は個人間の差異が大きい半面，個人のなかでは同じ食事に対して同様の変動を示します．したがって，基礎カーボカウントの原則（8頁）にのっとり，糖質量の計算はおおらかな気持ちで対応していきましょう．

コラム 「食品交換表」に基づく簡易なカーボカウントの計算方法

「食品交換表」に基づく食事1食に含まれる糖質量は，この簡易法によれば以下のように算出することができます（文献7）を引用改変）．

$$1\text{食に含まれる糖質量(g)} = \begin{pmatrix} x\text{g} \\ \text{ごはん} \quad \text{重量の40％} \\ \text{もち・パン} \quad \text{重量の50％} \\ \text{ゆでめん・いも類} \quad \text{重量の20％} \end{pmatrix}_{\text{主食}} + \begin{pmatrix} 20\text{g} \end{pmatrix}_{\text{主食以外（副食）}}$$

> 栄養素バランスのよい単位配分をした糖尿病食の場合の副食中の糖質量は20gなので，主食の糖質量 x g＋副食の糖質量20gで算出できる．

この方法を使えば，「食品交換表」に基づく食事では90％以上の確率で誤差が±10g以内で算出することができます[7]．

炭水化物の算出のうえで±10gの誤差で超速効型インスリンを追加しても食後の血糖値は同等であったことが報告されています[11]．このため数値にこだわりすぎずに計算すればよいでしょう．「食品交換表」第7版ではそれぞれの患者さんに応じて炭水化物摂取比率が50～60％という範囲になりました．「食品交換表」第7版においても副食量は約20gと算出できます[8]．「食品交換表」第7版に準拠した「食品交換表活用編」第2版[9]で紹介されている炭水化物摂取比率50～60％の食事での含有糖質量を同様に計算してみましょう．

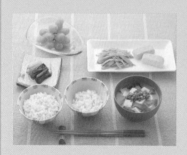

1600キロカロリー/炭水化物60％の昼食の献立
（「食品交換表 活用編」第2版33頁より）

主食の玄米ごはんは150gであるため，1食の糖質量は主食の糖質量（150g×0.4）＋副食の糖質量20g＝80gと算出されます．実際の成分表に基づく算出では糖質量は75.1gでした．

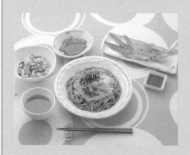

1600キロカロリー/炭水化物55％の昼食の献立
（「食品交換表 活用編」第2版37頁より）

主食のそばは150gであるため，1食の糖質量は主食の糖質量（150g×0.2）＋副食の糖質量20g＝50gと算出されます．実際の成分表に基づく算出では糖質量は51.2gでした．

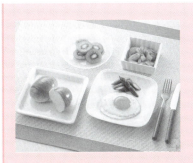

1600 キロカロリー/炭水化物 50％の朝食の献立
(「食品交換表 活用編」第 2 版 40 頁より)

　主食のロールパンは 50 g であるため，1 食の糖質量は主食の糖質量 (50 g×0.5)＋副食の糖質量 20 g＝45 g と算出されます．実際の成分表に基づく算出では糖質量は 38.2 g でした．

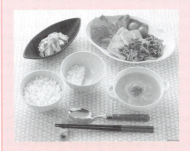

1600 キロカロリー/炭水化物 50％の夕食の献立
(「食品交換表 活用編」第 2 版 42 頁より)

　主食のごはんは 125 g であるため，1 食の糖質量は主食の糖質量 (125 g×0.4)＋副食の糖質量 20 g＝70 g と算出されます．実際の成分表に基づく算出では糖質量は 64.7 g でした．

　厳密な糖質量の計算が必要のない方や，糖質量の算出が困難な方には以上のようにとても簡単な計算で，ほぼ正確な糖質量が算出できます．

メモ　食物繊維は血糖上昇を抑制する！

　食物繊維は糖質の吸収を遅らせる働きがあるため，食後の血糖上昇を抑制します．そのため，食物繊維を多く含む「野菜」は，①毎食食べる，②食事の前半で食べることを心がけましょう．

メモ　適度な運動は血糖値を下げる！

　身体活動は負荷強度と量によってエネルギー消費を高めます．筋肉労働や筋運動を行うと，インスリン感受性が高まり，血液中から細胞内へのブドウ糖の取り込みが亢進するため，血糖値が下がります．

　2 型糖尿病では，血糖コントロールを改善するために，規則的な食事により規則的に糖質を摂取し，習慣的に運動療法を行うことが効果的です．ただし，薬物療法を行っている場合は低血糖に注意しなければなりません．

3 基礎カーボカウントを成功させるコツ

　糖尿病の食事療法は，無理せずに続けていくことが大切です．基礎カーボカウントを成功させるには，自分に合ったコツを身につけることです．外食や中食をした場合でも，購入した食材などの栄養表示を確認することで，いろいろな食品の栄養量の目安がつけられるようになります．最初は面倒に感じるかもしれませんが，目安がつけられるようになると，食事の幅が広がり，血糖コントロールが安定しますので意識するようにしましょう．

1 外食時に気を付けたいこと

　外食は，食材の種類や量が把握しにくく，栄養バランスも偏ります．また，たんぱく質や脂質を多く含む食品が多いので，次の食事まで血糖値に影響を及ぼすことが報告されています[12]．これらを多く含む食品を食べるときにはその対処方法を知って実践することが重要です．その一方で，主食は種類も量も比較的わかりやすいものです．主食は全体の糖質量やエネルギー量に大きく影響しますので，自分の主食量を覚えておいて，食べる量を調整すれば，外食でも主食量を一定に保つことができ，安心して楽しむことができます．アルコールやデザートの糖質量も忘れずに含め，1食分の糖質量の範囲に調整することがポイントです．
　定食やセットメニューを選ぶときは，エネルギーが1食の目安量の範囲内にある場合でも，「炭水化物の重ね食べ」（例：「うどん＋おにぎり」「どんぶりもの＋小うどん」「ラーメン＋餃子」「パスタ＋パン」など）になっていないかチェックすることが必要です．

2 中食（弁当）の取り扱い

　販売されている弁当には栄養表示があり，炭水化物量または糖質量を把握することができます．
　栄養表示にある炭水化物量（g）または糖質量（g）の数値は，弁当全体の炭水化物（糖質）量（ごはん＋おかず）を示しています．お弁当の種類や店によって，ごはんの量には差がありますので，よく買う店の弁当はチェックしておきましょう．
　※ 1 ， 2 の共通点は，どちらもおかずなどにあげ物や炒め物が多いため，脂質のとりすぎが懸念されます．食べ物が吸収されて血糖値に反映されるためには胃を越えて小腸まで届く必要があります．脂質は胃の動きを低下させる[13]ことによって食物による血糖上昇を遅らせ，食後4時間以降の血糖上昇にかかわることが知られています．また，服薬やインスリン注射をしている場合には，食直後の低血糖にも注意が必要です．脂質の多い料理が重ならないように配慮しましょう．

3 菓子類・し好飲料の取り扱い

　菓子類は食材の中身によって，栄養価に大きな違いがあります．そのため，少量でもエネルギー量，糖質量，脂質量が多く，習慣化すると血糖コントロールを乱し，高トリグリセリド血症の発症原因となります．例えば，高エネルギーなものが，必ずしも高糖質でない一方で，低エネルギーでも糖質量が多いものがあります．よく食べる菓子はエネルギー量だけでなく，その他の栄養量も把握しておきましょう．

　カーボカウントに慣れない段階では，栄養表示などで必ず確認する習慣をつけましょう．糖質量が明記されているインターネット情報や書籍もたくさんあるので，自分がよく食べる食品はリストを作成しておくと便利です．また，食べたくなるような刺激を減らす（目につきやすいところにお菓子を置かないなど），環境を工夫する（用事がないのにコンビニに立ち寄らないなど）ことも大切なポイントです．

　清涼飲料は，1回にとる量が350 ml，500 mlと多いことと，そのほとんどが脂質を含まないため，より早く確実に血糖を上げます．飲むタイミングや量の調整が必要です．

4 アルコール飲料の取り扱い

　アルコールのエネルギー量（1 gあたり7キロカロリー）は糖質（1 gあたり4キロカロリー）に比べて高く，糖質以外の栄養素をほとんど含まないため，他の食品と交換することができません．また，アルコール飲料で摂取するエネルギーや糖質を節約しようと食事（主食）をとらずにアルコール飲料を飲んだ場合，肝臓からのブドウ糖の放出量を減らす働きのため，低血糖になる危険が高まります．この働きは，飲酒後に一定時間を経てから血糖低下に影響を及ぼすので夜中や翌日の午前中に低血糖を起こすことがあります．

　一方，過剰に飲んだ場合，アルコール飲料や食事に含まれる炭水化物，アルコール代謝により生じる糖質で血糖上昇を招き，高血糖を引き起こします．アルコール飲料は，飲み始めると自制心が働かなくなったり，判断力が鈍ったりすることが多いので，飲み方に関して自分でルールを決めておきましょう．

アルコール飲料を飲みすぎないコツ

❶ 飲酒量，飲みに行く頻度，飲む曜日を決めるなど，「飲酒」を意識した生活を心掛ける．
❷ よく飲むアルコール飲料に関して，栄養表示やカロリーブックなどでエネルギー量や糖質量を確認しておく．

5　基礎カーボカウントを成功させるためのチェック

　基礎カーボカウントは，とてもシンプルな食事療法です．基礎カーボカウントを学び，食事をとる時刻を規則的にして，1食に摂取する糖質量を一定にすることによって，安定した食後血糖が期待できます．ときどき，下記のポイントをチェックすることで，基礎カーボカウントの進め方を確認しましょう．

　すでに「食品交換表」を学んだ患者さんにとって，エネルギー量と糖質量の関係で混乱する場合があるかもしれません．基礎カーボカウントについてわからないことがある場合，基礎カーボカウントを行っていても血糖値が安定しないとき，さらに自分に合った方法を検討したいときには，主治医や管理栄養士，糖尿病療養指導士に相談しましょう．

★基礎カーボカウントを成功させるチェックポイント

- ☐ 毎日決まった時刻に食事をとる．
- ☐ 1食に食べる主食（ごはん，パン，めんなど）の量を調整している．
- ☐ 炭水化物の重ね食べを控えている．
- ☐ 栄養表示の糖質（もしくは炭水化物）量をいつも確認している．
- ☐ よく噛んでゆっくり食べる．
- ☐ 菓子類などを食べたくなる刺激を減らしている．
- ☐ よく食べる食品のリストを作っている．
- ☐ 食事療法についてアドバイスしてくれる管理栄養士がいる．

【参考資料】「食品交換表」第7版の巻末資料を活用して糖質量を計算する方法（詳細法）

「食品交換表」第7版のし好食品（95～97頁）および巻末参考資料（104～107頁）に，比較的よく食べられる表1，表2，表4の食品，調味料，し好食品の1単位（80キロカロリー）あたりの糖質量が示されています．これを用いて糖質量を計算する方法について解説します．

簡易法では炭水化物（g）の平均含有量を用いましたが，個々の食品の糖質量は少しずつ違うので，平均値を使うと実際との見積もりの差が大きくなることがあります．この方法は食品それぞれに含まれる糖質量（g）を使うので，3-1（11頁）の方法よりも糖質量を正確に把握することができます．表1で，違う種類の食品を食べる人（朝食：パン，昼食：めん類，夕食：胚芽米など），全体的に摂取量が多い人，表2のくだものが欠かせない人，し好食品のとり方に調整が必要である人などが，より正確に糖質量を把握したいときに用います．

◆朝食で，麦ごはん（表1）を食べる場合の1食分の計算例

「食品交換表」第7版（22頁）のモデル献立：朝食を例にします．

	表1	表2	表3	表4	表5	表6	調味料	合計量
1単位あたり 平均炭水化物量 （g）	18	19	1	7	0	14	12	―
朝食の単位	3	0.5	1	―	0.3	0.3	0.4	5.5
糖質量（g）	精白米 1.5 単位 ＋ 押し麦 1.5 単位	19×0.5 =9.5	1×1 =1	―	0.3×0 =0	14×0.3 =4.2	12×0.4 =4.8	72.7g

〈「食品交換表」第7版 104 頁参照〉
　ごはん（精白米）：1.5 単位 × 18.4g ＝ 27.6g ⎱
　大麦（押し麦）　：1.5 単位 × 17.1g ＝ 25.6g ⎰ 53.2g

朝食の糖質量（g）
　＝付表の1単位あたりの糖質量（g）　×　摂取単位数
　＝(27.6+25.6) + (19×0.5) + (1×1) + (7×0) + (0×0.3) + (14×0.3) + (12×0.4)
　　　表1　　　　　表2　　　　表3　　　表4　　　表5　　　　表6　　　　調味料
　＝**72.7**（g）

◆し好食品に含まれる糖質の摂取量(g)の計算例

原則としては好ましくない食品ですが，摂取する場合は目安量を計算しましょう．
「食品交換表」第7版(95〜97頁)のし好食品の数値を用いて糖質量を計算します．

	食品名	1単位(g)	炭水化物(g)	糖質(g)	食物繊維(g)
菓子類	アップルパイ	25	8.2	7.9	0.3
	甘納豆	25	17.1	15.8	1.3
	あられ，おかき，せんべい	20	16.6	16.3	0.3
	あんまん	30	15.4	14.6	0.8
	今川焼き	35	17.0	16.4	0.6
	オレンジゼリー	100	15.3	15.2	0.1

「食品交換表」には，1単位あたりの糖質量が示されていますので，食べようとするし好品の単位数から計算します．

せんべいが2単位の場合は，
＝16.3 × 2単位
＝32.6(g)

糖質量をより高い精度で計算することができますが，わからない点があれば，管理栄養士に相談しましょう．

Ⅲ 応用カーボカウント

1. 応用カーボカウントとは
2. 応用カーボカウントの実際

1 応用カーボカウントとは

1　応用カーボカウントとは？

　インスリン頻回注射法やインスリンポンプ療法を行っている患者さんが，食事中の糖質量に応じて追加インスリンの必要量を計算する方法を応用カーボカウントといいます[14]．まず食事療法の基本である「食品交換表」に基づいた食事をすることが原則です．そして基礎カーボカウントを学んで，糖質量の計算方法を習得してください．そのうえで応用カーボカウントをマスターすると，食事ごとに糖質量に合わせたインスリン量を注射することができるので，比較的自由な食生活と良好な血糖コントロールを両立させることができます[15]．なお，実際の応用カーボカウントの運用については，主治医や管理栄養士の指導の下に行ってください．

2　基礎インスリンと追加インスリンについて

　膵臓から分泌されるインスリンには，食事しない時間にも常に分泌されている基礎インスリンと食事や血糖値に応じて分泌される追加インスリンがあります（図Ⅲ-1）．このように本来膵臓からのインスリン分泌に近いようにインスリンを注射する方法を，基礎・追加（強化）インスリン療法と呼びます．

　ペン型注入器を用いた頻回注射法を行っている場合は，基礎インスリンとして，持効型溶解インスリンや中間型インスリンを1日に1〜2回注射する場合が多いです（図Ⅲ-2）．インスリンポンプ療法における基礎インスリンは，超速効型インスリンや速効型インスリンを毎時微量ずつ持続的に皮下注入することで基礎インスリンの働きをします（図Ⅲ-2）．

　食事や血糖値に合わせて注射する追加インスリンは，速効型インスリンや超速効型インスリンを注射するか，ポンプで注入します．このときに追加注入の必要量を計算するうえで役立つのが応用カーボカウントです．

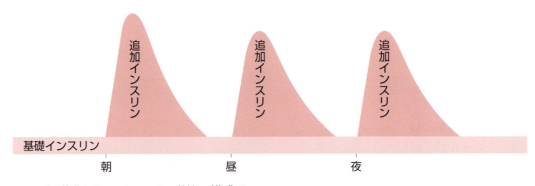

図Ⅲ-1 ❖ 膵臓からのインスリン分泌の模式図

●中間型インスリンの2回注射と超速効型インスリンの組み合わせ

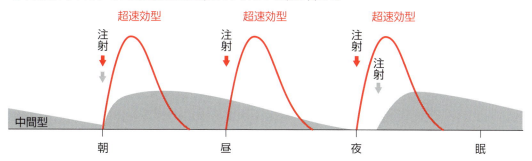

●持効型溶解インスリンと超速効型インスリンの組み合わせ

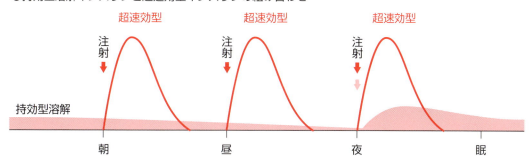

●超速効型インスリンを用いたインスリンポンプ療法

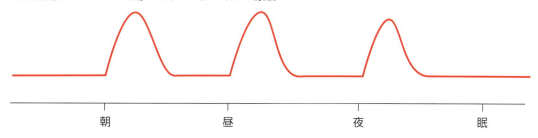

図Ⅲ-2 ❖ 基礎・追加（強化）インスリン療法

3 追加インスリンの種類と特性

　前述のように追加インスリンには，速効型インスリンまたは超速効型インスリンが使われます．食品の中に含まれる主要な栄養素である炭水化物，たんぱく質，脂質のそれぞれが血糖に与える影響を図Ⅲ-3 [4,16)]に示します．炭水化物は，血糖値を食後数十分から2時間ほど上昇させます．たんぱく質や脂質の血糖上昇作用は弱いので，「食品交換表」に基づいた栄養素バランスのとれた食事では，追加インスリン量の計算にはたんぱく質や脂質の量は入れません[17)]．
　また，炭水化物には糖質と食物繊維が含まれますが，血糖値に影響を与えるのは，炭水化物のなかの糖質です．したがって追加インスリンの量を考える上では，糖質量のみを考慮します．図Ⅲ-4に速効型インスリンと超速効型インスリンなど各種インスリンの作用時間を示し

ます．図Ⅲ-4のように超速効型インスリンの作用は糖質の血糖への影響とうまく合致しますので，超速効型インスリンを用いて応用カーボカウントをするほうが血糖値の管理がうまくいくことが多いです．したがって本書では，超速効型インスリンを用いた場合を中心に記載しました．

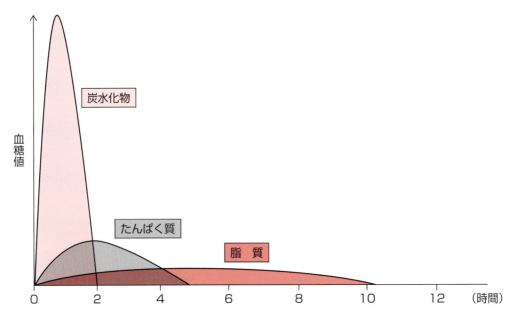

図Ⅲ-3 ❖ 主要な栄養素による血糖上昇のイメージ

主要な栄養素を摂取してから血糖値に反映されるまでの時間を表します．たんぱく質は摂取2.5～5.0時間での血糖値の上昇に寄与することが報告されています[4]．脂質は摂取してから少なくとも7時間以上にわたり血糖値の上昇に寄与することが報告されています[16]．ただし患者さんごとの糖尿病の病態や体調，胃腸運動障害によってもこれらの時間や程度は変動する可能性があります．

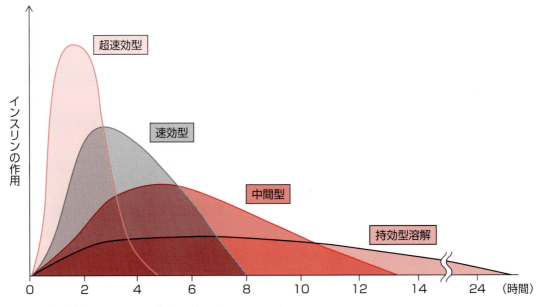

図Ⅲ-4 ❖ 各種インスリンの作用持続時間のイメージ

しかし，病歴の長い患者さんでは胃腸の運動障害のために，糖質による血糖上昇速度が遅くなっていることがあります．あるいは痩せている患者さんでは，超速効型インスリンの効果が早く出すぎて糖質の血糖上昇に合わないこともあります．そのような場合は，超速効型インスリンよりも速効型インスリンのほうがうまくいくことがあります[18]．したがって，どちらの追加インスリンが自分により向いているのかを主治医に相談したうえで，最適なインスリンを用いた応用カーボカウントを行ってください．

4 2つの追加インスリン

超速効型あるいは速効型インスリンを追加する場合には，**糖質用インスリン**（食事中の糖質を処理するためのインスリン）と**補正用インスリン**（血糖値を補正するためのインスリン）の2つに分けて考えます．

1 糖質用インスリン

摂取する食事中の糖質を処理するために必要なインスリンのことを糖質用インスリンと呼びます．糖質用インスリン量を計算するためには，**「糖質/インスリン比」（g/単位）** を用いて計算します．

糖質/インスリン比とは，追加インスリン1単位に対応する糖質量（g）のことです．

「食事中の糖質量と，必要なインスリン量は比例する」と考えて，糖質用インスリン量を計算します．つまり，食事中に含まれている糖質量のために必要な糖質用インスリンは（食事中の糖質量）÷糖質/インスリン比で計算することができます．

　例）糖質/インスリン比が15g/単位の患者さんが，糖質60gの食事を食べる場合
　　　60÷15＝4なので，4単位が糖質用インスリンとなります．

1）糖質/インスリン比の初期設定

糖質/インスリン比は，患者さんごとに異なりますし，同じ人でも時間帯や体調などで違うことがあります（37頁参照）．しかし，応用カーボカウントの開始にあたっては，以下のようにまずは簡単な数字で始めることをお勧めします．

1日総インスリン量（35頁のメモ参照）が30単位以上の方は，糖質/インスリン比は，10g/単位で始めてください．つまり糖質10gごとにインスリンが1単位必要であるということになります．

1日の総インスリン量が30単位未満の方は，糖質/インスリン比を15〜20g/単位で始めてください．つまり糖質15〜20gごとにインスリンが1単位必要であるということです（乳幼児ややせ型の患者さんなどで，1日総インスリン量が20単位未満の方は主治医の指示のうえで糖質/インスリン比を設定してください）．

実際の糖質/インスリン比は，必ず主治医の指示のうえで設定して下さい．

2）糖質/インスリン比の調整について

インスリン量と食事中の糖質量がうまく合っていると，食後に上昇した血糖値は，食後4～5時間後には食前血糖値に戻ることになります．そのときの糖質/インスリン比は合っていたことになります．

例）食前血糖値80mg/dlのときに，超速効型インスリン4単位を注射し，糖質60gを含む食事を食べました．その5時間後の血糖値が100mg/dlであった場合

この程度の血糖値の変化はほぼ同じと考えます．したがって60gの糖質に4単位のインスリンが合っていたので，この人の糖質/インスリン比は60÷4＝15g/単位となります．

＊インスリンが足りないと4～5時間後の血糖値が食前よりも高くなってしまうので，その場合は糖質/インスリン比を下げる必要があります．逆に，インスリンが多すぎると血糖値が下がりすぎるので糖質/インスリン比を上げる必要があります．

例）食前血糖値80mg/dlのときに，超速効型インスリン4単位を注射し，糖質60gを含む食事を食べ，その5時間後の血糖値が150mg/dlであった場合

インスリンが足りなかったと考えます．したがって糖質/インスリン比は60÷4＝15g/単位では足りなかったので，糖質/インスリン比を12～13g/単位ぐらいにしてみます．

＊インスリンが多すぎると4～5時間後の血糖値が食前よりも低くなってしまうので，その場合は糖質/インスリン比を上げる必要があります．

例）食前血糖値180mg/dlのときに，超速効型インスリン4単位を注射し，糖質60gを含む食事を食べ，その5時間後の血糖値が100mg/dlであった場合

4単位はすべて糖質用インスリンと考えると多すぎたことになります．したがって糖質/インスリン比は60÷4＝15g/単位では多すぎたので，糖質/インスリン比を17～18g/単位ぐらいにしてみます．

実際の糖質/インスリン比の調整は，必ず主治医の指示のうえで設定してください．

> **メモ** 栄養表示のある食品を利用した糖質/インスリン比の調整

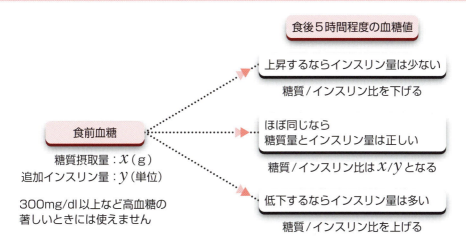

　実際に食事をしながら糖質/インスリン比を設定する場合は，糖質量がわかりやすい食品を使ってください．コンビニおにぎり（糖質 40 g）など栄養表示で糖質量が記載されているような市販の食品を用いると便利です．また血糖値が 300 mg/dl 以上の場合は，計算が不正確になるので糖質/インスリン比の設定には向いていません．

2　補正用インスリン

　その時点での血糖値を補正するためのインスリンを補正用インスリンと呼びます．補正用インスリンは，**「インスリン効果値」（mg/dl/単位）**という単位を使って計算します．

　インスリン効果値とは，追加インスリン 1 単位で血糖値がどれだけ下がるのかを示します．超速効型インスリンの場合，その効果は 4〜5 時間続きますので，4〜5 時間で下がる血糖値と考えてください．速効型インスリンの場合は，効果は 6〜8 時間続くと考えてください．

　補正用インスリンは，**（現在の血糖値−目標血糖値）÷インスリン効果値**で計算することができます．

例）インスリン効果値 50 mg/dl/単位の患者さんの今の血糖値が 250 mg/dl であり，目標血糖値 100 mg/dl まで補正したい場合

　　（250−100）÷50＝150÷50＝3 なので 3 単位が補正用インスリンとなります．3 単位の超速効型インスリンを注射すると，血糖値が 250 mg/dl から 4〜5 時間後には 100 mg/dl まで下がると予想できます．

> **メモ** 補正のしすぎに注意！

　補正用インスリンは，血糖値を調整するために用いますが，高血糖を補正する場合，超速効型インスリンでもインスリン効果値の分だけ血糖値が低下するのに 4〜5 時間かかりますので，短時間の間に繰り返して補正用インスリンを注射しすぎないように注意してください．

> **メモ　目標血糖値**
>
> 　補正用インスリンを計算するうえで，どれくらいの血糖値を目指して補正するのかを目標血糖値と呼びます．普通は100mg/dl程度を目標血糖値にすることが多いです．しかし，糖尿病網膜症が不安定な場合や，低血糖を起こしやすい方，年少児，運動前後，就眠前，車の運転前などは目標血糖値を少し高め（120～200mg/dl程度）に設定することもあります．

1）インスリン効果値の初期設定（表Ⅲ-1）

　インスリン効果値も，糖質/インスリン比と同様に患者さんごとに異なり，同じ人でも時間や体調などによって違うことがあります．しかし，応用カーボカウントを開始するうえでインスリン効果値も以下のように簡単な数値で始めることをお勧めします．

- ◆1日総インスリン量が30単位以上の患者さんは，インスリン効果値は50mg/dl/単位で始めてください．つまり，超速効型インスリン1単位で50mg/dlほど低下すると考えます．
- ◆1日総インスリン量が30単位未満の患者さんは，インスリン効果値を100mg/dl/単位で始めてください．つまり，超速効型インスリン1単位で100mg/dlほど低下すると考えます．

　実際のインスリン効果値は，主治医の指示のうえで設定してください（乳幼児や小児では，インスリン効果値が200～500mg/dl/単位となることも少なくありませんので，必ず主治医の指示のうえで設定してください）．

表Ⅲ-1 糖質/インスリン比とインスリン効果値の初期設定（自身のインスリン分泌が低下している場合）

1日総インスリン量	糖質/インスリン比（g/単位）（糖質用）	インスリン効果値（mg/dl/単位）（補正用）
30単位以上の場合	10	50
30単位未満の場合	15～20	100

2）インスリン効果値の調整

　インスリン効果値をより適切に設定するには，そのインスリン効果値を使って計算された補正用インスリンを追加して，4～5時間後に目標血糖値になっているかどうかでインスリン効果値を評価します．補正が不十分で目標血糖値より高い場合は，インスリン効果値を下げる必要があります．逆に目標血糖値より下がりすぎた場合は，インスリン効果値を上げる必要があります．

　なお，インスリン効果値の調整は，食前に行う場合，糖質/インスリン比が合っていることが必要です．または食事の影響の少ない時間帯（食後4～5時間以降）である就眠前や夕方に行うこともできます．

III. 応用カーボカウント

> **メモ** **1日総インスリン量**
>
> 　1日総インスリン量とは，1日に注射しているインスリンのすべての基礎インスリン量と追加インスリン量の両方を合計した量になります．日によって，1日総インスリン量は異なることが多いですが，最も日常的な生活をしているときの平均的な総量を1日総インスリン量と考えてください．
>
> **例）血糖値の管理ができている1型糖尿病患者さん**
> 　　超速効型インスリン　　朝2〜8単位
> 　　　　　　　　　　　　　昼4〜14単位
> 　　　　　　　　　　　　　夕6〜14単位
> 　　持効型溶解インスリン　夕10単位
> 　　　　　　　　　　　　　→1日総インスリン量は平均すると34単位
>
> 　糖質摂取量と血糖変動から糖質/インスリン比（糖質用）は（朝7，昼10，夕10）g/単位，インスリン効果値（補正用）は50 mg/dl/単位と算出された．

> **メモ** **「カーボ」という単位について**
>
> 　糖質量の計算方法に，10gや15gの糖質量を「カーボ」という単位で計算する方法があり[19,20]．北米では15gを，欧州では10gを「カーボ」として用いる傾向があります．「カーボ」を用いる場合には，「糖質/インスリン比」（g/単位）の代わりに「インスリン/カーボ比」（単位/カーボ）として，一定の糖質量の処理に必要なインスリン量を表す比率を用いて糖質用インスリンを計算することがあります．

2 応用カーボカウントの実際

1 食事前の追加インスリン量の計算

　食前の追加インスリンは，食事中の糖質量に合わせた糖質用インスリンと，食前の補正用インスリンを合計した量を注射します．

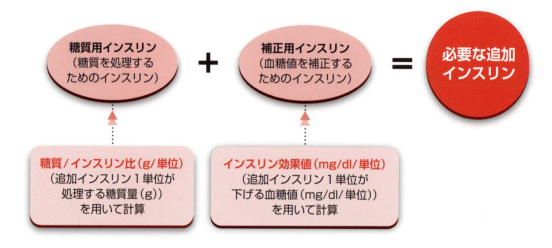

例題1）糖質/インスリン比 10g/単位で，インスリン効果値 50mg/dl/単位の患者さん．食前の血糖値 300mg/dl で目標血糖値は 100mg/dl．これから食事（糖質 70g）をする場合の糖質用インスリン，補正用インスリン，追加インスリンはそれぞれいくらになるでしょう？

　解答：糖質用インスリンは，70÷10＝7で7単位
　　　　補正用インスリンは，（300－100）÷50＝200÷50＝4で4単位
　　　　したがって追加インスリンは，7単位＋4単位＝11単位となります．

例題2）糖質/インスリン比 8g/単位で，インスリン効果値 70mg/dl/単位の患者さん．食前の血糖値が 240mg/dl で目標血糖値は 100mg/dl．これから食事（糖質 80g）をする場合の糖質用インスリン，補正用インスリン，追加インスリンはそれぞれいくらになるでしょう？

　解答：糖質用インスリンは，80÷8＝10で10単位
　　　　補正用インスリンは，（240－100）÷70＝140÷70＝2で2単位
　　　　したがって追加インスリンは，10単位＋2単位＝12単位となります．

2　糖質/インスリン比(糖質用)とインスリン効果値(補正用)の1日の設定

　一般的に朝と夕はインスリンの効きが少し低下することがあります．その場合には，朝と夕は昼に比べて糖質/インスリン比やインスリン効果値を低めに設定することが必要になります（表Ⅲ-2）．

表Ⅲ-2❖ある患者さんの糖質/インスリン比とインスリン効果値の設定(例)

	糖質/インスリン比(g/単位) (糖質用)	インスリン効果値(mg/dl/単位) (補正用)
朝食時	8	50
昼食時	10	70
夕食時	9	60
眠前	10	70

　糖質/インスリン比やインスリン効果値の設定は，患者さんによって異なります．とくに基礎インスリンの種類や使い方によって影響を受けます．

　また同じ患者さんでもインスリンの効きやすい日，効きにくい日があり，体調，気温，運動量によっても影響を受けます．自分のインスリンの効き方の傾向を知っておくことが大切です．

> **メモ　インスリンの効き方に影響を与える要因**
>
> ●インスリンの効き方が時間帯によって違う
> 　・早朝～午前中　　→効きにくい時間
> 　・午後　　　　　　→効きやすい時間
> ●インスリンの効きやすい日
> 　運動量（活動量）の多い日，運動した翌日（運動効果は3日以内におおむね消失），食事量が少なかった日，気温の高い日など．
> ●インスリンの効きにくい日
> 　活動量の少ない日，食事量が多かった日，気温の低い日，ストレスがかかった日，風邪などで熱のある日，（女性は）月経の始まる前1週間など．

3　糖質以外の栄養素の影響

　血糖値に最も影響を与えるのは糖質ですが，たんぱく質や脂質や食物繊維などの栄養素も食後の血糖値に影響を与えます．これらを多く含む食品を食べるときにはその対処方法を知って実践することでカーボカウントを応用できます．

たんぱく質はゆっくりと消化されて糖に変換されるので3～5時間後の血糖値を上昇させます．また脂質はもっとゆっくり糖に変換されることが知られています（図Ⅲ-3）[4,16]．そして脂質には食物の消化・吸収を遅らせる働きがあるので食物による血糖上昇全体を遅らせる作用もあります．したがって夕食に焼肉，天ぷら，ピザなどのようにたんぱく質や脂質を多く含む食べ物を大量に食べた日には眠前から翌朝にかけて血糖値が上昇することがあります．このような場合には超速効型インスリンを食後に注射する方法，食後に何度か追加する方法，または超速効型インスリンを速効型インスリンに変更する方法，持効型溶解インスリンに加えて中間型インスリンを持効型溶解インスリンの10～25％程度追加する方法などの対応策があります．インスリンポンプで治療中の患者さんでは10時間ほど基礎インスリンを増量することや，追加インスリンを長時間かけて投与するSquare wave bolus（メモ参照）を用いることで対応できることが多いです[21]．主治医と相談のうえ，お試しください（表Ⅲ-3）．また食物繊維は脂質と同じように食物の胃の通過時間を抑えることによって食後血糖上昇を抑えます．そのため，血糖値が高いときには野菜など食物繊維を多く含むものを最初に食べることで食後血糖の急激な上昇を抑えられる可能性があります．

> **メモ** **Square wave bolus**
>
> 　追加インスリンの指示量を30分から数時間かけて注入するインスリンポンプの機能の一つ．胃の排泄遅延やたんぱく質・脂質のためにゆっくり食後血糖値が上昇することが予想される場合に使用します．

表Ⅲ-3 ❖ たんぱく質，脂質の多い食事をとった場合の工夫

インスリン頻回注射の場合
1．超速効型インスリンを食後に注射したり，食後に何度か追加したりする．
2．超速効型インスリンを速効型インスリンに変更する．
3．持効型溶解インスリンに加えてNPHインスリンを数単位追加する．
インスリンポンプの場合
1．10時間ほど基礎インスリンを増量する．
2．Square wave bolusを用いる．

> **メモ** **糖尿病腎症とカーボカウント**
>
> 　糖尿病の合併症として，腎障害をきたした状態を糖尿病腎症といいます．糖尿病腎症が進行すると蛋白尿（アルブミン尿）が出るようになり（腎症第2期，第3期），腎症第3期では食事のたんぱく質の摂取量を制限することが勧められます．その場合は，「糖尿病腎症の食品交換表」[22]をご参照ください．さらに腎機能低下が進んだ腎症第4期では，「糖尿病腎症の食品交換表」は適用されませんので，個別に主治医や管理栄養士に相談してください．
>
> 　たんぱく質摂取の制限が必要な場合には，糖質あるいは脂質の摂取量が増加しますので，カーボカウントの重要性が高まります．どのような食事療法でも糖質摂取量が決まれば，カーボカウントを適用することができます．

Ⅲ．応用カーボカウント

4　応用カーボカウントを用いたさまざまな具体例

例1）コンビニおにぎりで糖質用インスリンを計算する

超速効型インスリンと持効型溶解インスリンによる頻回注射法を行っている患者さん．超速効型インスリンが朝6単位，昼7単位，夕7単位．持効型溶解インスリンが眠前12単位の場合で，コンビニおにぎり（糖質40g）を食べた場合．

・超速効型インスリン＝6＋7＋7＝20単位
・持効型溶解インスリン＝12単位

↓

1日総インスリン量＝20＋12＝32単位

↓

糖質／インスリン比は10g／単位で開始してみる．

↓

コンビニおにぎり（糖質40g）なので，
糖質用インスリン＝40÷10＝4単位

例2）糖質用インスリンと補正用インスリンに分けて追加インスリンを計算する

糖質／インスリン比が10g／単位，インスリン効果値が50mg/dl／単位の患者さん．食前血糖値が360mg/dl，これから糖質70gを含む食事を食べる．目標血糖値が100mg/dlの場合．

| 糖質70gを含む食事 | ・食前血糖値360mg/dl
・目標血糖値100mg/dl |

↓　　　　　　　　↓

| 糖質用インスリンは，
70÷10＝7単位 | 補正用インスリンは，
（360－100）÷50＝5.2単位 |

↓

追加インスリンは，
7＋5.2＝12.2→約12単位

メモ　小数点以下の追加インスリン量

　計算の結果，追加インスリン量は小数点以下の数値となることがあります．このような場合には，小数点以下を四捨五入にする，切り捨てる，あるいは切り上げるなど担当の医療従事者の方と相談して決めてもらってください．

例3）低血糖時の追加インスリンを計算する

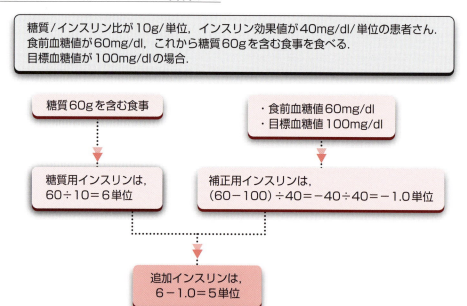

※このように食前血糖が低血糖の場合は，補正用インスリンがマイナスになるので，追加インスリンは糖質用インスリンより減ることになります．

例4）血糖値の変化から糖質/インスリン比を調整する ①

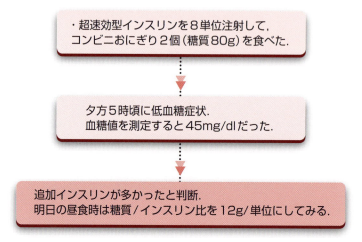

例5）血糖値の変化から糖質/インスリン比を調整する ②

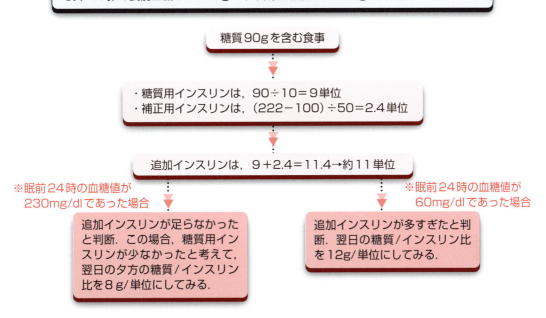

例6）運動量によって追加インスリン量を調整する

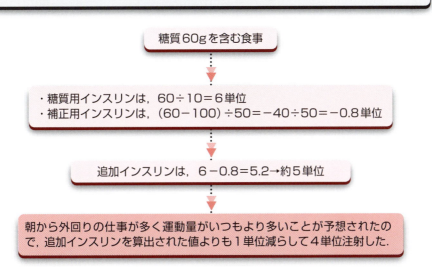

※このように，運動量の増加への対応には，普段どおりに追加インスリンを計算してから少し減らす方法以外に，糖質/インスリン比をやや高く12g/単位程度に増やす方法や，目標血糖値を150mg/dlとすることで補正用インスリンを変更する方法もあります．

例7）体調によって追加インスリン量を調整する

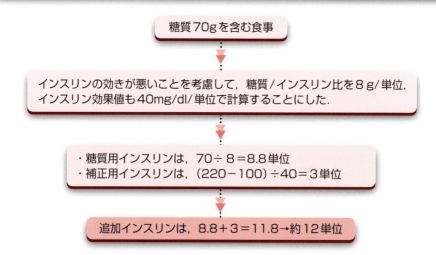

※このように体調によってインスリンの効きが悪い場合，糖質/インスリン比やインスリン効果値を低めに設定することで追加インスリン量を調整する方法以外に，基礎インスリン量を調整することが必要な場合もあります．

5　おわりに

　このように基礎・追加（強化）インスリン療法を行っている患者さんが，追加インスリン量を調整する際に応用カーボカウントを用いることで，さまざまな食事や生活状況に対応できることがわかっていただけたと思います．

　しかし，算出されたインスリン量では血糖管理が計算通りにならないこともあります．必ず主治医や管理栄養士と相談し，よりそれぞれに合った方法を選択してください．

★応用カーボカウントを成功させるチェックポイント

- □ 糖質摂取量を計算できる．
- □ 基礎インスリン量が正しく調整できている．
- □ 追加インスリンの効果持続時間を理解している．
- □ 糖質/インスリン比とインスリン効果値を使ってインスリン量の計算ができる．
- □ 時間帯，運動量，体調で糖質/インスリン比とインスリン効果値の調整ができる．
- □ 油脂の多い食事やパーティー料理に対応できる．

【文 献】

1) 日本糖尿病学会（編・著）：糖尿病食事療法のための食品交換表，第7版．日本糖尿病協会・文光堂，東京，2013
2) Bagger JI, Knop FK, Lund A et al：Impaired regulation of the incretin effect in patients with type 2 diabetes. J Clin Endocrinol Metab **96**：737-745, 2011
3) Evert AB, Boucher JL, Cypress M et al, American Diabetes Association：Nutrition therapy recommendations for the management of adults with Diabetes. Diabetes Care **36**：3821-3842, 2013
4) Peters AL, Davidson MB：Protein and fat effects on glucose responses and insulin requirements in subjects with insulin-dependent diabetes mellitus. Am J Clin Nutr **58**：555-560, 1993
5) 日本糖尿病学会（編・著）：糖尿病治療ガイド 2016-2017．文光堂，東京，2016
6) Food and Agricultural Organization of the United Nations：Food energy-methods of analysis and conversion factors, Report of a technical workshop, Rome, 3-6 December 2002, FAO Food and Nutrition paper 77, 2003
7) 黒田暁生，長井直子，小西祐子ほか：食品交換表に基づく新たなカーボカウント指導法．糖尿病 **53**：391-395, 2010
8) 黒田暁生，丸山千寿子，松久宗英：第7版食品交換表に基づいた炭水化物 50〜60％での主食以外の炭水化物含有量．糖尿病 **57**：921-922, 2014
9) 日本糖尿病学会（編・著）：糖尿病食事療法のための食品交換表 活用編 献立例とその実践，第2版．日本糖尿病協会・文光堂，東京，2015
10) Zeevi D, Korem T, Zmora N et al：Personalized Nutrition by Prediction of Glycemic Responses. Cell **163**：1079-1094, 2015
11) Smart CE, Ross K, Edge JA et al：Children and adolescents on intensive insulin therapy maintain postprandial glycaemic control without precise carbohydrate counting. Diabet Med **26**：279-285, 2009
12) Woodyatt RT：Objects and method of diet adjustment in diabetes. Arch Intern Med **28**：125-141, 1921
13) Welch IM, Bruce C, Hill SE et al：Duodenal and ileal lipid suppresses postprandial blood glucose and insulin responses in man：possible implications for the dietary management of diabetes mellitus. Clin Sci (Lond) **72**：209-216, 1987
14) Warshaw HS, Kulkarni K：Complete Guide to Carb Counting, 2nd edition. American Diabetes Association, 2004
15) Kawamura T：The importance of carbohydrate counting in the treatment of children with diabetes. Pediatr Diabetes supple **6**：57-62, 2007
16) Wolpert HA, Atakov-Castillo A, Smith SA et al：Dietary fat acutely increases glucose concentrations and insulin requirements in patients with type 1 diabetes：implications for carbohydrate-based bolus dose calculation and intensive diabetes management. Diabetes Care **36**：810-816, 2013
17) Smart CE, Evans M, O'Connell SM et al：Both dietary protein and fat increase postprandial glucose excursions in children with type 1 diabetes, and the effect is additive. Diabetes Care **36**：3897-3902, 2013
18) Kuroda A, Kaneto H, Kawashima S et al：Regular insulin, rather than rapid-acting insulin, is a suitable choice for premeal bolus insulin in lean patients with type 2 diabetes mellitus. J Diabetes Investig **4**：78-81, 2013
19) 川村智行（編）：糖尿病のあなたへ かんたんカーボカウント 豊かな食生活のために 改訂版．医薬ジャーナル社，大阪，2009
20) 佐野喜子：すぐわかる！すぐできる！糖尿病の食事療法 カロリーつき カーボカウントナビ．エクスナレッジ，東京，2010
21) Pańkowska E, Blazik M, Groele L：Does the fat-protein meal increase postprandial glucose level in type 1 diabetes patients on insulin pump：The conclusion of a randomized study. Diabetes Technol Ther **14**：16-22, 2012
22) 日本糖尿病学会（編・著）：糖尿病腎症の食品交換表，第3版．日本糖尿病協会・文光堂，東京，2016

和　文

あ
アルコール飲料 … 23
1日総インスリン量 … 35
胃腸運動障害 … 30
インスリン効果値 … 33
インスリン効果値の1日の設定 … 37
インスリン効果値の初期設定 … 34
インスリン効果値の調整 … 34
インスリン頻回注射 … 28, 38
インスリンポンプ … 38
インスリンポンプ療法 … 28
栄養表示 … 13, 33
応用カーボカウント … 4, 28
オリゴ糖 … 3

か
外食 … 22
各種インスリンの作用持続時間のイメージ … 30
菓子類 … 23
果糖 … 3
カーボ … 35
ガラクトース … 3
簡易法 … 20
間食 … 16
基礎インスリン … 28
基礎インスリン量 … 35
基礎カーボカウント … 4, 8
基礎カーボカウントが適する人 … 8
基礎カーボカウントの原則（基本） … 8
合成（人工）甘味料 … 3

さ
三糖類 … 3
し好飲料 … 23
し好食品 … 26
指示エネルギー量 … 14
主菜 … 17

主食 … 17
主要な栄養素による血糖上昇のイメージ … 30
詳細法 … 25
食物繊維 … 3, 21
速効型インスリン … 29

た
炭水化物 … 9
炭水化物エネルギー比 … 15
炭水化物の分類 … 3
単糖類 … 3
超速効型インスリン … 29
追加インスリン … 28
追加インスリン量 … 35
追加インスリン量の計算 … 36
適度な運動 … 21
でんぷん … 3
糖アルコール … 3
糖質 … 3, 9
糖質以外の栄養素 … 37
糖質/インスリン比 … 31, 33
糖質エネルギー比 … 15
糖質カウント … 2
糖質制限 … 4
糖質の1日の設定 … 37
糖質の初期設定 … 31
糖質の調整 … 32
糖質用インスリン … 31, 36
糖質量の計算方法 … 11
糖質を多く含む食品 … 10
糖質を含まないか少量含む食品 … 11
糖尿病食 … 18
糖尿病腎症 … 38
糖類 … 3

な
中食 … 3, 22
二糖類 … 3

は

副菜 …………………………………………… 17
副食 ………………………………………… 17, 18
弁当 …………………………………………… 22
補正用インスリン ………………………… 33, 36

ま

目標血糖値 …………………………………… 34

欧文

S

Square wave bolus ………………………… 38

|検印省略|

カーボカウントの手びき
「糖尿病食事療法のための食品交換表」準拠

定価(本体1,000円＋税)

平成29年 4月11日　第1版　第1刷発行
令和6年12月1日　　同　　第6刷発行

編・著者　一般社団法人 日本糖尿病学会
発行者　　浅井　麻紀
発行所　　株式会社 文光堂
　　　　　〒113-0033　東京都文京区本郷7-2-7
　　　　　TEL（03）3813-5478（営業）
　　　　　　　（03）3813-5411（編集）

ⓒ一般社団法人 日本糖尿病学会，2017　　　　　印刷・製本：広研印刷
　　　　　　　　　　　　　　　　　　　　　　装丁デザイン：株式会社プレゼンツ

ISBN978-4-8306-6064-1　　　　　　　　　　　　　　　Printed in Japan

本書の無断複写は，著作権法上での例外を除き禁じられています．
本書に掲載された著作物の翻訳・複写・転載・データベースへの取り込みおよび送信
に関する許諾権は，（一社）日本糖尿病学会が保有します．

糖尿病患者さんのための「食事療法の必携書」

糖尿病食事療法のための食品交換表

第7版

日本糖尿病学会 編・著

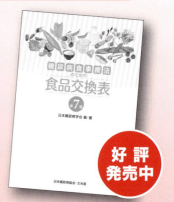

好評発売中

B5判・132頁・4色刷
定価(本体**900円**+税)
ISBN 978-4-8306-6046-7

初版発刊以来 50年以上，糖尿病患者さん，医療スタッフから高い評価をいただいているロングセラーの最新版！炭水化物の適正な摂取量に対する社会的関心の高まりを受け，柔軟な対応ができる内容に改正．より使いやすくなって，毎日の食事を楽しみながら根気よく食事療法を続けられます．

☆ 第7版のポイント ☆
1. 食品分類表のなかの1単位あたりの栄養素の平均含有量を一部見直し．
2. 食事に占める炭水化物の割合が，60％，55％，50％の3通りの配分例を提示．
3. 表紙見返しに「私の食事療法」記入欄を新設．
4. 耳慣れない用語や注意点について，コラムや図を挿入してわかりやすく工夫．

● 主な目次
1 糖尿病とは
2 糖尿病治療の目標
3 糖尿病治療の方法
4 糖尿病治療のための食事とは
　適正な摂取エネルギー量の食事
　健康を保つために必要な栄養素
　血糖コントロールをよくする食事
　合併症を防ぐ食事
　食事療法のすすめ方
5 食品交換表について
　食品群の分類 6つの食品グループ（6つの表）
　食べる量をはかるものさし・・・単位＝80キロカロリー
　食品の交換〜2つの原則〜
6 食品交換表の使い方
　1日の指示単位および炭水化物の割合
　1日にどの表から何単位とるか
　朝食，昼食，夕食，間食へどのように配分するか
　献立のたてかた
　1日20単位（炭水化物55％）の食事献立 （例）
　　1日の指示単位(指示エネルギー量)の配分例：炭水化物60％
　　1日の指示単位(指示エネルギー量)の配分例：炭水化物55％
　　1日の指示単位(指示エネルギー量)の配分例：炭水化物50％
7 食品のはかり方
8 食事療法を長続きさせるために
[表1]●穀物 ●いも，炭水化物の多い野菜と種実，豆(大豆を除く)
[表2]●くだもの
[表3]●魚 ●貝 ●いか，たこ，えび，かに，その他 ●魚介の干物，水産練製品，佃煮など ●魚介缶詰 ●大豆とその製品 ●卵，チーズ ●肉とその加工品
[表4]●牛乳と乳製品（チーズを除く）
[表5]●油脂，脂質の多い種実，多脂性食品
[表6]●緑黄色野菜 ●淡色野菜 ●海藻，きのこ，こんにゃく
[調味料]●みそ，みりん，砂糖など
[外食料理・調理加工食品類・し好食品]●ごはん物，丼物，すし，弁当 ●めん類，パン食，一品料理ほか ●インスタント食品・調理加工食品 ●アルコール飲料，し好飲料 ●アイスクリーム，くだもの缶詰，菓子類など
＜参考資料＞
　食塩が多い食品
　コレステロールが多い食品
　食物繊維が多い食品
　表1, 表2, 表4の食品, 調味料の炭水化物・糖質・食物繊維含有量
　単位配分表から1日の各栄養素の総量を算出できる仕組み（模式図）

文光堂　http://www.bunkodo.co.jp　〒113-0033 東京都文京区本郷7-2-7　tel.03-3813-5478/fax.03-3813-7241

糖尿病患者さんへバラエティに富んだ献立を提供します！
日本糖尿病学会が編集した『食品交換表 第7版』活用の手引き

糖尿病食事療法のための 食品交換表 活用編 第2版
献立例とその実践

日本糖尿病学会 編・著

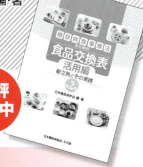

好評発売中

本書は，『糖尿病食事療法のための食品交換表 第7版』に準拠して，より多くのバラエティに富んだ献立例を提示している"実践版"．

☆『食品交換表』とともに本書を利用することで，より効果的な糖尿病食事療法を行うことができます．

☆患者さんはもとより医師，管理栄養士，看護師にも必携の書!!

『食品交換表 第7版』と併せてご利用ください

B5判・152頁・4色刷
定価(本体**1,200**円+税)
ISBN978-4-8306-6047-4

「食品交換表 第7版」に準拠
管理栄養士，糖尿病腎症の患者に必須の一冊！

糖尿病腎症の 食品交換表 第3版

日本糖尿病学会 編・著

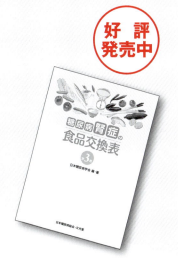

好評発売中

糖尿病腎症を合併した糖尿病患者のために考案された食事療法の基準テキスト．2013年に全面改訂した「糖尿病食事療法のための食品交換表 第7版」と同じ考え方で食事療法ができるようになっています．食品1単位の重量が見直されたほか，前版より使いやすくなるように様々な工夫を加えました．

◆管理栄養士や医師などの指導者にも，また，患者やその家族にとっても，最新の情報を，より使いやすく，わかりやすくまとめられています．

B5判・148頁・4色刷
定価(本体**1,500**円+税)
ISBN978-4-8306-6048-1

文光堂　http://www.bunkodo.co.jp　〒113-0033 東京都文京区本郷7-2-7 tel.03-3813-5478/fax.03-3813-7241

カーボカウントの糖尿病患者さん向けの"**手びき書**"と医師・管理栄養士向けの"**指導書**"

日本糖尿病学会が総力をあげて編集！

カーボカウントの手びき
「糖尿病食事療法のための食品交換表」準拠

日本糖尿病学会　編・著

B5判・56頁・2色刷／定価(本体 **1,000円**+税)
ISBN978-4-8306-6064-1

糖尿病患者さん向けに作成した糖尿病食事療法のテキスト．カーボカウントとは，より正確に糖質摂取量を把握して血糖管理をする食事療法のことです．本書ではカーボカウントの基本的な考え方から実践まで，イラストや図表を多く使いわかりやすく解説しました．「糖尿病食事療法のための食品交換表 第7版」と本書を並行して利用することで，食事療法を的確に継続し，糖尿病の治療の成果を着実に得ることができます．

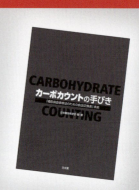

［医療者のための］カーボカウント指導テキスト
「糖尿病食事療法のための食品交換表」準拠

日本糖尿病学会　編・著

B5判・64頁・2色刷／定価(本体 **1,500円**+税)
ISBN978-4-8306-6063-4

医師，管理栄養士に向けて作成したカーボカウントの指導用テキスト．カーボカウントを導入することによって，より厳密に糖質摂取量を把握して治療効果を上げることができます．本書では基本的な考え方から実践的な指導の仕方まで，イラストや図表を多く使いわかりやすく解説しました．患者向けに作成された本書の姉妹書である「カーボカウントの手びき」と一緒に活用して糖尿病食事療法指導に役立てて下さい．

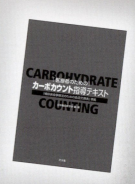

文光堂　http://www.bunkodo.co.jp　〒113-0033 東京都文京区本郷7-2-7　tel.03-3813-5478／fax.03-3813-7241